Úlceras por Presión

EDITOR: *Diego Molina Ruiz*

Copyright © 2016 Diego Molina Ruiz

Edita: Molina Moreno Editores molina.moreno.editores@gmail.com

Tapa blanda, Nº páginas 78. Diseño de portada: Diego Molina Ruiz

Título de la obra: Úlceras por Presión

Libro número 11

Serie: Notas sobre el cuidado de Heridas

Primera edición: 08/08/2016

Autores:

Autora: María Mercedes Murillo Vázquez

Autor: Óscar Cabrera Jiménez

Diego Molina Ruiz Ed.

All rights reserved / Todos los derechos reservados

ISBN-10: 1536978639
ISBN-13: 978-1536978636

Edición impresa en papel y ebook disponible en:
www.amazon.com y www.amazon.es

TÍTULO DE LA OBRA:

ÚLCERAS POR PRESIÓN
LIBRO NÚMERO 11
SERIE: NOTAS SOBRE EL CUIDADO DE HERIDAS

AUTORES:

Mª MERCEDES MURILLO VÁZQUEZ

ÓSCAR CABRERA JIMÉNEZ

EDITOR: *Diego Molina Ruiz*

PRESENTACIÓN

La rápida evolución que en los últimos años han experimentado los conocimientos científicos, los medios técnicos, el desarrollo farmacológico y el propio sistema de salud se evidencia en la práctica clínica diaria. Ésta práctica comprende un conjunto de actividades que buscan responder a la necesidad de revelar, diagnosticar o examinar lesiones con fines clínicos o de investigación. En base a ello, los profesionales de la salud, desplegamos toda una actividad curativa o paliativa utilizando para ello técnicas y procedimientos propios.

La referencia a los cuidados está presente en todo el recorrido de la obra. Destaca ante todo que es una compilación centrada en los cuidados. El lector puede comprobar gratamente, que junto a un catálogo de variadas técnicas articuladas de manera concisa y completa, contiene actividades derivadas del cuidado, enunciadas con una terminología propia y entendible. Además de una exhaustiva y pormenorizada descripción de las técnicas imprescindibles, quien se acerque a sus páginas va a encontrar los elementos más reconocibles de cuidar en distintos lugares tanto en un ambiente clínico como en el domicilio del paciente. En este aspecto, en el texto se recupera la visión centrada en el paciente y no tanto hacia la técnica.

Por otra parte, se trata de una obra colectiva que ha conseguido reunir a un destacado grupo de profesionales. Esta acertada mistura de autores aporta un profundo saber práctico y actualizado, muy útil para la clínica, que es la que caracteriza a la cultura del cuidado. Si bien, cuidar de un modo excelente no es un acto o conjunto de acciones que se puedan improvisar o protocolizar. Es necesaria la individualidad, la especificidad del cuidado, que deben ir más allá de la técnica.

La obra completa denominada "Notas sobre el cuidado de heridas" se compone de 15 libros, de los cuales los 14 primeros tratan de manera específica distintos temas como son: Los distintos tipos de Heridas, Quemaduras, Lesiones cutáneas, los Cuidados tanto de Ostomías como de Traqueotomías, las diferentes tipos de Úlceras, y el Pie Diabético. Y por último el número 15 es un libro Resumen o Compendio que recoge o engloba a los 14 anteriores.

Para terminar, es importante para mí el agradecer a todos los componentes de éste ambicioso Proyecto Editorial todo el esfuerzo que han realizado, desde el estudio pormenorizado de los temas, conciso y conforme a los más recientes hallazgos de la investigación y tecnología, hasta las pautas éticas, poniendo a disposición de la sociedad en general, lo que pueda ser un referente necesario de práctica clínica en el cuidado avanzado de Heridas.

Diego Molina Ruiz

EDITOR: *Diego Molina Ruiz*

DEDICATORIA

El presente libro en particular y la colección "Notas sobre el Cuidado de Heridas" a la que pertenece, en general, van dedicados a todas las personas que padecen alguna de las lesiones que aquí se tratan. A las personas que las cuidan, sean familiares, profesionales o amigos. Y también a todas la personas interesadas en conocer o practicar todo el saber que su lectura ofrece.

¡Salud y Ánimo!

Diego Molina Ruiz

CONTENIDO

	Agradecimientos	i
1	Introducción	1
2	Anatomofisiología	3
3	Concepto	11
4	Clasificación	17
5	Prevención	19
6	Valoración	23
7	Complicaciones	29
8	Cuidados	33
9	Resumen	37
10	Bibliografía	39
11	Anexos	43

AGRADECIMIENTOS

A todo el elenco de autores que han hecho possible la elaboración del presente libro y en su conjunto toda la colección que forman la serie denominada "Notas sobre el Cuidado de Heridas". Un equipo de profesionales que destacan por su incansable interés por la innovación basada en la evidencia. El conocimiento apoyado por la investigación y la experimentación de practicas clínicas que conforman la experiencia del trabajo diario. Con la observación y recogida de las anotaciones necesarias para ser plasmadas y compartidas a través los textos incluidos en ésta obra.

1 INTRODUCCIÓN

La piel es la cubierta externa del cuerpo humano y uno de los órganos más importantes del mismo, tanto por su tamaño como por sus funciones. La piel sana es una barrera contra agresiones mecánicas, químicas, tóxicos, frío, calor, microorganismos patógenos, etc. Además, es esencial para el mantenimiento del equilibrio de fluidos corporales, actuando como barrera ante la pérdida de agua, el mantenimiento del equilibrio térmico y la transmisión de una gran información externa que accede al organismo por los receptores del tacto, la presión, la temperatura y del dolor. También es conocida como sistema tegumentario.

La piel sana es bella, suave, resistente y protectora contra el medio externo, pero cuando sufre un daño, acarrea numerosas repercusiones negativas. Las úlceras por presión (UPP) forman parte de esos daños, siendo una de las lesiones más frecuentes registrada en el sistema sanitario. Por tanto, podemos afirmar que las UPP suponen un importante problema de salud que afecta a todos los sistemas sanitarios.

Existen numerosos términos para referirse a la misma lesión, como escaras por decúbito, heridas de la cama y úlceras por presión. Pero como no todas estas lesiones se producen por el decúbito o por estar encamados, el término mejor empleado es el de úlceras por presión, ya que hace referencia al mecanismo etiológico fundamental.

Cabe destacar que la presencia de UPP tiene importantes repercusiones personales, familiares, éticas, legales y socioeconómicas, suponiendo para el sistema sanitario y para el país un problema de salud pública. A nivel personal, empeora la calidad de vida del individuo y de la familia, y para el sistema sanitario supone un incremento del gasto sanitario y de la estancia hospitalaria, entre otros.

La Organización Mundial de la Salud (OMS) considera la presencia de úlceras por presión iatrogénicas un indicador de la calidad asistencial, es

EDITOR: *Diego Molina Ruiz*

decir un indicador de la calidad de los cuidados ofertados, tanto a los pacientes que las presentan como a los que corren riesgo de presentarlas. Este tipo de heridas constituyen un importante problema porque repercuten en el nivel de salud y calidad de vida de quienes las presentan, en sus entornos cuidadores y en el consumo de recursos del sistema de salud.

A día de hoy se reconoce que prácticamente el 95% de las UPP que se producen son evitables. Llevando a cabo medidas tan sencillas como los cambios posturales, la utilización de sistemas de disminución de presión o la aplicación de productos preventivos como los ácidos grasos hiperoxigenados, disminuyen considerablemente la aparición de UPP y se minimizan el elevado coste que posteriormente supondrá su curación.

Como aspecto positivo a tener en cuenta, las UPP traen consigo numerosos estudios a nivel internacional, que han demostrado que la mayoría de las UPP son evitables. Por tanto, la prevención de las UPP se convierte en el tema estrella de interés para los profesionales y se ha definido como uno de los indicadores de calidad en el cuidado de enfermería, ya que determina la efectividad del cuidado de la piel proporcionado por estos profesionales.

2 ANATOMOFISIOLOGÍA

La estructura cutánea consta de tres capas superpuestas, que de fuera a dentro son: epidermis (epitelio de cobertura), dermis (vascularizada y rica en anexos cutáneos y estructuras nerviosas) y la hipodermis (tejido adiposo subcutáneo). Los anexos cutáneos son: el aparato pilosebáceo (pelo y glándula sebácea), las glándulas sudoríparas (ecrinas y apocrinas) y las uñas. En cuanto a la composición química, la piel está formada en un 70% por agua y el resto por minerales como sodio, potasio, calcio, magnesio y cloro, además de carbohidratos y lípidos y proteínas (colágeno y queratina)[1].

2.1 Capas de la piel

2.1.1 EPIDERMIS

Constituida por un epitelio plano poliestratificado queratinizado. Esta capa no posee vasos sanguíneos ni nervios. Las células que conforman esta capa son los queratinocitos, que se renuevan constantemente, y los melanocitos. La epidermis está formada por las siguientes capas o estratos, que expuestas del interior a la superficie son:

- Estrato basal o germinativo: formado por una hilera de células cilíndricas y basófilas, los queratinocitos. Entre cada 5 a 10 queratinocitos se intercalan los melanocitos (producen melanina, que es un pigmento que da color a la piel, el pelo y los ojos), las células de Langerhans (son importantes presentadoras de antígenos), y las células de Merkel (que se asocian con fibras nerviosas y transmiten parte del tacto). Esta capa se une a la membrana basal o unión dermoepidérmica en su parte inferior[1-2].

- Estrato espinoso: es esta capa los queratinocitos están unidos como una red mediante zonas de adhesión o puentes intercelulares (desmosomas). Si hay enfermedades de la piel, en esta capa puede haber retención de agua y se pueden formar ampollas.
- Estrato granuloso: los queratinocitos presentan gránulos de queratohialina, que causan la queratinización progresiva.
- Estrato lúcido: se halla sólo en las partes más gruesas de la epidermis, como en las palmas de las manos y la planta de los pies. Es una capa delgada donde los núcleos de las células ya no son reconocibles.

Estrato córneo: los queratinocitos muertos se desprenden en forma de escamas córneas. El organismo elimina de forma natural y constante las células externas de la epidermis y elabora constantemente otras nuevas para suplir a las eliminadas (se dice que diariamente eliminamos unas 30.000 o 40.000 células de la epidermis). Las células muertas se acumulan sobre la superficie de la piel formando una capa de queratina que debe eliminarse para mantener una buena salud[1]. Esta capa apenas permite el paso de agua y sustancias solubles, por lo que tiene la función de protección mecánica y control de la perdida transepidérmica del agua, así como su emoliencia[2].

2.1.2 DERMIS

La dermis es la capa situada debajo de la epidermis, unida a ella a través de la cara interna de su capa basal. Consta de dos capas:

- La papilar o dermis superior: es una zona superficial de tejido conectivo laxo, cuyas fibras de colágeno y elásticas se disponen en forma perpendicular al epitelio, determinando la formación de papilas que conectan con la parte basal de la epidermis. En este nivel encontramos receptores de presión superficial o tacto, los corpúsculos de Meissner.

- La reticular o dermis profunda: constituida por tejido conectivo con fibras elásticas que se disponen en todas las direcciones y se ordenan de forma compacta, dando resistencia y elasticidad a la piel. Posee fibras musculares lisas que corresponden a los músculos erectores de los pelos.

Esta capa contiene la mayoría de los anejos cutáneos:

- Glándulas sudoríparas: producen constantemente sudor que emerge a la dermis a través de los poros. Con el sudor eliminamos toxinas y regulamos la temperatura corporal[2].

- Glándulas sebáceas: con forma de saco, producen sebo o grasa hacia la dermis. La función del sebo es lubricar y proteger la piel. El sebo y el sudor se combinan para conseguir una capa que protege la piel y la hace impermeable al agua[2].
- Células adiposas: se encuentran en la parte inferior de la dermis. Su función es acolchar el organismo protegiéndolo de los golpes y proporcionando calor.
- Folículos pilosos: nacen de las células adiposas y continúan hasta la epidermis. En su interior se producen los pelos. Cada folículo piloso esta lubricado por una glándula sebácea, que es la que proporciona grasa al pelo correspondiente. Esta grasa lo abrillanta y lo protege de la humedad. Los pelos están sujetos por músculos elevadores que, al contraerse, erizan el pelo, fenómeno que se produce cuando sentimos ciertas sensaciones táctiles, o ante el miedo, el frío, etc.
- Vasos sanguíneos: irrigan las diferentes células de la piel a través de los capilares.
- Fibras de colágeno y elastina: se encuentran en la capa más profunda de la dermis. Su función es mantener la piel tersa, elástica y joven.
- Fibras nerviosas: responsables de las sensaciones. Las sensaciones se forman cuando los receptores envían al sistema nervioso la información percibida. Estos receptores reciben nombres diferentes según el tipo de sensación que captan. Así, tenemos los termoreceptores, capaces de identificar las sensaciones de calor o frío (sensaciones térmicas), los mecanoreceptores, que captan el peso de los objetos (sensaciones de presión) y la forma, la textura y el tamaño de los objetos (sensaciones táctiles), los nocioceptores, captan el dolor (sensaciones dolorosas)[2]. Por otro lado, las fibras nerviosas pueden ser libres, con fibras sensitivas desnudas o estar cubiertas por tejido conjuntivo. Estas fibras terminan en unos abultamientos denominados corpúsculos, existiendo varios: los corpúsculos de Paccini (encargados de recoger las vibraciones y la presión, por lo que son muy abundantes en las manos y en los pies), los corpúsculos de Ruffini, (aparecen en la parte más profunda de la dermis y su función consiste en captar las deformaciones de la piel y de los tejidos subcutáneos, captan también el calor y son más abundantes en la mano por la cara de arriba), los corpúsculos de Meisner (aparecen principalmente en la punta de los dedos y de los pies y responden a suaves tactos sobre la piel y son capaces de detectar rápidamente la forma que tienen los objetos así como sus texturas), los corpúsculos de Krause (son capaces de detectar el

frío, y pueden encontrarse en la boca, la nariz, los ojos, la lengua, los genitales, etc.).

2.1.3 HIPODERMIS

También llamada tejido celular subcutáneo o panículo adiposo, es la capa situada debajo de la dermis. Constituye el estrato más profundo de la piel, en el que se almacena el tejido adiposo, formado por células llamadas adipocitos, que cumple las funciones de aislamiento y de almacén de energía en forma de grasa.

2.2 Funciones de la piel

La piel, como ya hemos mencionado, es el órgano más amplio y externo del cuerpo y, por ello, tiene anexo cumplir con una gran variedad de funciones, entre las que destacamos:

- Protectora: actúa como barrera protectora presentando gran capacidad de resistencia ante estímulos externos (traumatismos, presión, fricción golpes, etc.). Esta función se debe fundamentalmente a la acción de las fibras elásticas y colágenas[3]. La piel también impide la perdida de líquidos y electrolitos hacia el exterior. Además, dispone de sustancias, como la melanina, que protege contra los daños producidos por los rayos UVA, y la a queratina, que proporciona elasticidad y soporte a la estructura de la piel.
- Termorreguladora: la piel cuenta con una doble función, hace de aislante térmico ante temperaturas bajas y en las circunstancias contrarias hace de refrigerante. El proceso de termorregulación se lleva a cabo mediante el control del flujo sanguíneo y el fenómeno de la sudoración. A través de la vasoconstricción de las partes más expuestas al frio y contando con la baja conductividad térmica del fascículo adiposo, la piel logra combatir las bajas temperaturas. Por el contrario, mediante la vasodilatación y la sudoración se combate los excesos de temperatura[3].
- Sensitiva: debido a la cantidad de terminaciones nerviosas que contiene, trasmiten la información al sistema nervioso central, permitiendo la adaptación al medio externo. Mediante la piel, podemos recibir y localizar estímulos tales como: tacto, presión, vibración, temperatura, dolor y prurito.
- Secretora: gracias a las glándulas excretoras, como las glándulas sebáceas y las sudoríparas son eliminados catabolitos y otras sustancias de desecho.

- Excretora: la pérdida insensible de agua es una de las características más reseñable de esta función, llegando a ser en un adulto de 70 kg alrededor de 350 ml/día[3].
- Inmunológica: a través de células que intervienen de forma activa en el sistema inmune cutáneo, como las células de Langerhans y los linfocitos T epidérmicos. La acidez del pH cutáneo y la película hidrolipídica que generan las glándulas sebáceas intervienen también en esta función.
- Productora de vitamina D: la piel es la mayor fuente de vitamina D, llegando a producir el 95% de los depósitos corporales gracias a una exposición solar controlada. La vitamina D participa en la homeostasis de calcio/fósforo del organismo, donde niveles bajos pueden desencadenar en problemas como raquitismo en niños y osteomalacia en adultos.

2.3 Proceso de cicatrización

La cicatrización de las heridas es un proceso fisiológico de alta complejidad que está orientado a recuperar la integridad del tejido dañado, permitiendo su regeneración y restaurando sus funciones[4]. Pero este proceso depende de diversos factores, tanto intrínsecos como extrínsecos, los cuales son fácilmente alterables, por lo que resulta fundamental comprender el comportamiento de la piel ante una lesión y cuáles son los mecanismos que se alteran cuando se instaura una lesión crónica, como es el caso de las UPP.

Las fases de la cicatrización se dividen básicamente en fase hemostática e inflamatoria, fase de proliferación y fase de maduración. Aunque algunos autores la describen con algunas fases intermedias, principalmente se darán esas tres fases, que se solapan unas con otras. La cicatrización de una herida puede ocurrir por primera o por segunda intención[5].

2.3.1 CICATRIZACIÓN POR PRIMERA INTENCIÓN

Una herida que cicatriza por primera intención lo hace en un tiempo mínimo, sin separación de los bordes de la herida y con mínima formación de cicatriz. Esto se lleva a cabo en tres fases distintas:

- Fase I: Respuesta Inflamatoria, del día 1 al día 5. Fluyen hacia la herida líquidos que contienen proteínas plasmáticas, células sanguíneas, fibrina y anticuerpos[5]. Se forma una costra en la superficie para sellar la salida de líquidos y evitar invasión bacteriana. La inflamación resultante de la migración de leucocitos al área ocurre en unas cuantas horas, causando edema localizado, dolor, fiebre y enrojecimiento alrededor del sitio de la herida. Los leucocitos se degradan para eliminar los restos celulares y fagocitar los microorganismos y el material extraño. Los monocitos, que al salir de la médula ósea se convierten en macrófagos, fagocitan los residuos restantes y producen enzimas proteolíticas. Finalmente, las células basales de los bordes de la piel migran sobre la incisión para cerrar la superficie de la herida. Simultáneamente, los fibroblastos localizados en el tejido conjuntivo más profundo inician la reconstrucción del tejido no epitelial. Durante la fase inflamatoria aguda, el tejido no recupera una fuerza de tensión apreciable y depende únicamente del material de sutura para mantenerse en aposición.

- Fase II: Migración/proliferación, del día 5 al día 14. Los fibroblastos migran hacia la herida y, junto con las enzimas de la sangre y de las células del tejido circundante, forman colágeno y sustancia fundamental (fibrina y fibronectina). Estas sustancias adhieren los fibroblastos al sustrato. El depósito de colágeno empieza aproximadamente el quinto día y aumenta rápidamente la fuerza de tensión de la herida. Las proteínas plasmáticas favorecen las actividades celulares esenciales para la síntesis de tejido fibroso durante esta fase de cicatrización[5]. Además de la síntesis de colágeno, se reemplazan otros componentes dañados del tejido conjuntivo. Los vasos linfáticos se recanalizan, los vasos sanguíneos forman yemas, se forma tejido de granulación y se desarrollan numerosos capilares para nutrir los fibroblastos. Muchos de éstos desaparecen durante la fase final de la cicatrización.

- Fase III: Maduración/remodelación, del día 14 hasta la cicatrización completa. No hay distinción entre la fase II y la fase III. La cicatrización empieza rápidamente durante la fase II y luego disminuye progresivamente[5]. La fuerza de tensión continúa aumentando hasta un año después de la herida. La piel sólo recupera de 70% a 90% de su fuerza de tensión original. El contenido de colágeno permanece constante, pero la fuerza de tensión aumenta debido a la formación y entrecruzamiento de las fibras colágenas. El depósito de tejido conjuntivo fibroso tiene como resultado la formación de la cicatriz. En la cicatrización normal ocurre contracción de la herida en un periodo de semanas y meses. Al aumentar la densidad colágena disminuye la formación de vasos sanguíneos nuevos y el tejido cicatricial se vuelve pálido.

2.3.2 CICATRIZACIÓN POR SEGUNDA INTENCIÓN

Cuando la herida no cicatriza por unión primaria, se lleva a cabo un proceso de cicatrización más complicado y prolongado. La cicatrización por segunda intención es causada por infección, trauma excesivo, pérdida o aproximación imprecisa del tejido[5]. En este caso, la herida puede dejarse abierta para permitir que cicatrice desde las capas profundas hacia la superficie exterior. Se forma tejido de granulación que contiene miofibroblastos y cierra por contracción. El proceso de cicatrización es lento y habitualmente se forma tejido de granulación y cicatriz.

EDITOR: *Diego Molina Ruiz*

3 CONCEPTO

Las úlceras por presión constituyen un importante problema de salud que afecta negativamente a los sistemas sanitaros. Existen numerosos términos para referirse a la misma lesión, como escaras por decúbito, heridas de la cama y úlceras por presión. Pero como no todas estas lesiones se producen por el decúbito o por estar encamados, el término mejor empleado es el de úlceras por presión, ya que hace referencia al mecanismo etiológico fundamental.

Las UPP constituyen un tipo especial de lesiones, que están causadas por un trastorno de la irrigación sanguínea y nutrición tisular como resultado de una presión prolongada sobre prominencias óseas y la superficie exterior[6]. Ocurre con mayor frecuencia en personas de edad avanzada, en situación de encamados o en silla de ruedas, desnutridas, comprometidas de conciencia y con mal apoyo familiar. Las zonas más comprometidas de aparición son aquellas que circundan las prominencias óseas, como el occipucio, escápula codos, sacro, trocánteres, maléolos externos y talones.

3.1 Definición y prevalencia

Podemos definir la úlcera por presión como aquella lesión de la piel producida por una presión mantenida en una determinada región corporal que resulta en daño al tejido subyacente. Como consecuencia, se produce una isquemia del tejido blando por compresión entre dos estructuras rígidas, prominencia ósea y superficie exterior.

La Organización Mundial de la Salud (OMS) considera la presencia de úlceras por presión iatrogénicas un indicador de la calidad asistencial, es decir un indicador de la calidad de los cuidados ofertados, tanto a los pacientes que las presentan como a los que corren riesgo de presentarlas[7]. Este tipo de heridas constituyen un importante problema porque repercuten en el nivel de salud y calidad de vida de quienes las presentan, en sus entornos cuidadores y en el consumo de recursos del sistema de salud[7].

A día de hoy se reconoce que prácticamente el 95% de las UPP que se producen son evitables[7]. Llevando a cabo medidas tan sencillas como los cambios posturales, la utilización de sistemas de disminución de presión o la aplicación de productos preventivos como los ácidos grasos hiperoxigenados, disminuyen considerablemente la aparición de UPP y se minimizan el elevado coste que posteriormente supondrá su curación[7].

Un estudio llevado a cabo en 2013 en un geriátrico en España, revela que la prevalencia de las UPP del 6,20% del total de los pacientes[6]. Este estudio también revela que las UPP son más frecuentes en pacientes de edad media, pluripatológicos y polimedicados, con alto nivel de dependencia e inmovilidad.

El 4º Estudio Nacional de Prevalencia llevado a cabo en España en 2013, revela una prevalencia de UPP en hospitales, en adultos, entre el 7% y el 8,5%, en atención sociosanitaria entre el 12% y el 14% y en atención primaria entre el 8% y el 9%[8]. En los hospitales destaca la elevada prevalencia en UCI, que llegaría al 22%[8]. Existe mayor proporción de varones y con una edad menor frente a los centros de atención primaria y la atención sociosanitaria, donde predominan las mujeres, siendo la magnitud de efecto de esta asociación moderada. Es posible que la explicación a este dato sea la mayor longevidad del sexo femenino.

Considerando las características de las lesiones, la situación más frecuente y común en los tres niveles asistenciales es que los pacientes tengan 1 o 2 UPP y no llegan al 15% los que tienen 3 o más. En la clasificación por estadios, el mayor porcentaje de lesiones corresponde a las de estadio 2. Las localizaciones anatómicas en las que aparecen con mayor frecuencia las UPP son sacro, talón, trocánter y maléolos, en este orden[8].

Son abundantes los estudios realizados en otros países, sobre todo en hospitales de agudos, a nivel europeo, que dan una prevalencia de UPP en torno al 18%, aunque con diferencias notables entre países, ya que es más alta en los países del norte de Europa, entre el 15-20%, que en los del sur. Resulta interesante la baja prevalencia en hospitales de China, tan solo un 1,5%, en contraposición de las prevalencias tan elevadas como del 24% en Jordania o del 26,5% en niños en hospitales de Suiza.

3.2 Etiopatogenia

El factor causal primordial en la formación de las UPP es la fuerza de compresión, ya sean fuerzas de compresión de alta intensidad por corto período de tiempo o de baja intensidad por largos períodos de tiempo; en ambos casos pueden producir ulceraciones cutáneas. Son más sensibles los tejidos subcutáneos y el músculo, bastando presiones de 60-70 mmHg por 1-2 horas para sufrir cambios irreversibles. Se debe tener en cuenta que la presión ejercida sobre el sacro y trocánteres en las camas hospitalarias puede alcanzar hasta los 100-150 mmHg.

Los mecanismos básicos de producción de UPP son:

- Presión: es la fuerza ejercida en dirección perpendicular sobre una zona concreta a causa de la fuerza de la gravedad y del propio peso de la persona. En condiciones normales, la presión capilar oscila entre 16-32 mmHg, por lo que una presión superior a 32 mmHg será suficiente para interrumpir el flujo sanguíneo, desencadenar procesos trombóticos y forzar un ambiente anaerobio que desencadene lesiones tisulares y necrosis[9].
- Fuerza de fricción: es la fuerza tangencial que actúa paralela a la piel en situaciones en las que se produce arrastre o roce. Supone un trauma para la piel por desgaste y posible superación del umbral elástico de la misma.
- Fuerzas de cizallamiento: es una combinación de presión y fricción. Estas fuerzas son frecuentes en la posición de Fowler.

- Isquemia - revascularización súbita: durante la isquemia local se mantiene la actividad celular normal a base de las reservas tisulares de oxígeno y nutrientes básicos. Una vez agotadas estas reservas, los tejidos buscan alternativas anaeróbicas que conducen a la formación de desechos, que se acumularan en el intersticio y pasaran al lecho vascular. Si tras un tiempo prolongado, con presión constante y mantenida sobre una zona, se libera dicha presión, se produce una revascularización súbita. Esta revascularización aumentará considerablemente la permeabilidad capilar, produciendo extravasación de los sustratos procedentes del metabolismo anaerobio, afectando las propiedades tisulares y disminuyendo la elasticidad y resistencia de la piel[9].

Dependiendo de la posición corporal, existen localizaciones donde la vulnerabilidad de sufrir UPP aumenta:

- Decúbito supino: occipucio, escápulas, codos, sacro, coxis, pliegue interglúteo y talones[9].
- Decúbito lateral: pabellón auricular, hombro, codo, cresta iliaca, trocánter mayor, cara externa e interna de la rodilla, maléolo

interno y externo y talón.
- Decúbito prono: codos, costillas, esternón, crestas ilíacas, cara anterior de los muslos, rodillas, dorso de los pies y dedos de los pies.
- Sedestación: escápulas, sacro, coxis, tuberosidades isquiáticas y talones.

3.3 Factores de riesgo

Además del mecanismo de isquemia - presión, existen múltiples factores que contribuyen en el proceso de ulceración, disminuyendo la tolerancia tisular y creando las condiciones para que se genere una UPP. Estos factores pueden ser extrínsecos o intrínsecos[10].

- FACTORES EXTRÍNSECOS

- Maceración, transpiración y exudado de la herida: producen un exceso de humedad de la piel, haciéndola más blanda y susceptible de lesionarse. También repercute negativamente la incontinencia.
- Fricción: el roce con otra superficie daña la epidermis y causa abrasiones superficiales.
- Fuerzas cortantes o cizallamiento: la fricción en combinación con la gravedad mueve el tejido blando sobre un hueso fijo produciendo disrupción de vasos, lo que genera más isquemia. Esto se produce
- por ejemplo, al elevar la cabecera más de 30° y el paciente se desliza hacia abajo.

- FACTORES INTRÍNSECOS

- Edad: en pacientes añosos la piel es más seca, deshidratada, menos elástica y con reducción de la masa tisular, lo que favorece la ulceración.
- Nutrición: la baja ingesta oral o la desnutrición favorecen la producción de estas úlceras. En pacientes con UPP se recomienda dietas hipercalóricos e hiperproteicas, en la medida de lo posible, con estas características[11-12]:
    o Calorías: 30-35 Kcal/Kg peso/día.
    o Proteínas: 1,25-1,5 gr/kg peso/día, aunque se puede aumentar hasta 2 gr/kg peso/día en función de necesidades.
    o Minerales: especialmente aporte de Zinc, Hierro y Cobre.
    o Vitaminas: especialmente las vitaminas del complejo B y

vitaminas A y C.
- o Aporte hídrico: 30 cc agua/día/kg peso.

La principal escala que se usa para valorar el estado nutricional y así poder establecer un adecuado tratamiento es la llamada MNA (Mini Nutritional Assessment). (Anexo 1).

- Movilidad: en condiciones normales, nos movemos y cambiamos de postura cuando la presión nos incomoda o causa dolor. La parálisis, los trastornos sensoriales, la debilidad extrema, apatía, falta de lucidez mental, etc., afecta esta respuesta. Es importante recomendar los conceptos básicos sobre cambios posturales:
  - o Seguir un patrón de cambios posturales establecidos cada hora o cada tiempo que se programe, que variará en función de la movilidad y estado general del paciente.
  - o Mantener siempre la alineación corporal y distribución del peso adecuadas.
  - o Evitar el arrastre.
  - o A los pacientes en sedestación hay que movilizarlos cada hora.
  - o En decúbito lateral no sobrepasar un ángulo de 30°.
  - o Valorar el uso de dispositivos de ayuda existentes o disponibles, como colchones o cojines específicos o reguladores de temperatura. También se puede valorar el uso de taloneras o vendajes que protejan zonas en riesgo.
- Hipoxia tisular: cualquier trastorno que resulte en una hipoxia tisular también favorece la formación de UPP. Entre estos trastornos encontramos las alteraciones circulatorias o respiratorias, anemias y edema.
- Higiene: la falta de higiene aumenta el número de microorganismos en la piel, la macera y la hace más proclive a lesionarse.
- Lesiones medulares, enfermedades neurológicas, etc.
- Otros: anemia, hipoproteinemia, hipovitaminosis, patologías psiquiátricas, respiratorias, circulatorias, infecciones crónicas, abandono familiar, etc.

4 CLASIFICACIÓN

Las úlceras por presión se suelen clasificar en 4 estadíos, que se enumeran con los números romanos I, II, III y IV. Hay otros métodos para clasificarlas, pero usaremos el más común y el que recomienda el Grupo Nacional para el Estudio y Asesoramiento en Úlceras por Presión y Heridas Crónicas (GNEAUPP)[13-14]. El catalogar la úlcera por presión en un nivel u otro dependerá fundamentalmente de los tejidos afectados y de la extensión y profundidad de la misma. Sin embargo, hay que aclarar que sólo una vez desvitalizado el tejido y realizando una limpieza profunda, podremos saber realmente el nivel en el que se encuentra la UPP. Es importante clasificar bien y determinar el estadío en el que se encuentra la úlcera, ya que el tratamiento y los productos a usar varían de un estadío a otro.

Así pues, las categorías o estadíos que recomiendan la GNEAUPP son:

- Estadío I: se caracteriza por una alteración observable en la piel, que corresponde a un eritema cutáneo que no palidece al aplicar presión sobre él. Otros autores recomiendan que hay que esperar unos 30 segundos y si el eritema no desaparece estamos ante una UPP grado I. En personas de piel oscura, el eritema puede tomar colores rojos o morados y azulados. Otras características de la piel que pueden verse modificadas son la temperatura de la piel (caliente o fría), la presencia de edemas o induración y sensaciones como dolor o escozor[13-15].

- Estadío II: en este nivel ya existe una pérdida parcial del grosor de la piel, que puede afectar a dermis, epidermis o ambas. Se manifiesta como una úlcera superficial con un lecho rojizo y con ausencia de esfacelos. Es una úlcera superficial que tiene aspecto de ampolla, abrasión o cráter superficial.

- <u>Estadío III</u>: se tratan de úlceras ligeramente profundas y que tienen bordes claramente diferenciados y delimitados. Puede existir necrosis y exudación, que implica lesión del tejido subcutáneo. Puede extenderse hasta llegar a la fascia, pero no se ve en ningún caso hueso, músculo o tendones. Según la zona anatómica donde se produzca la úlcera y el tejido adiposo que contenga, pueden existir tunelizaciones y serán más o menos profundas. Suelen presentar esfacelos.

- <u>Estadío IV</u>: existe una pérdida del espesor total de la piel con destrucción extensa, necrosis del tejido y dejando expuestos músculos, huesos y tendones. Pueden presentar esfacelos y suelen ser cavitadas. Tienen forma de cráter. Suele haber exudado abundante. Una UPP en este grado puede provocar una sepsis general al tener tan expuestos los tejidos, así como un shock séptico, osteomielitis u osteítis.

Es importante, como se ha dicho anteriormente, retirar todo el tejido necrótico y los esfacelos, puesto que determinar el grado de la UPP influirá en el método y en los materiales que se usarán para las curas[16].

5 PREVENCIÓN

Un aspecto fundamental para la prevención de las UPP es realizar una valoración individualizada para cada paciente, ya sea en el centro sanitario, en la residencia geriátrica o en su domicilio. Esta valoración debe ser integral, por patrones funcionales o por necesidades básicas, complementada con el uso de escalas normalizadas que nos servirá para clasificar a los pacientes por grupos de riesgo y adecuar el tratamiento de la forma más apropiada. Estas escalas usan criterios objetivos, son fáciles de aplicar y permiten de una manera sencilla y rápida realizar esa clasificación por grupos de riesgo. La escala más usada para las UPP es la de Norton[17] (Anexo 2). Los defensores del uso de escalas se basan en una revisión que cita 5 puntos clave favorables al uso de las mismas:

1. Asegura el uso efectivo y eficiente de los recursos disponibles.
2. Sirve de soporte para la toma de decisiones clínicas.
3. Permite el ajuste de casos.
4. Facilita el desarrollo de protocolos en el tratamiento y/o prevención de úlceras por presión.
5. Ayuda en casos de litigios, puesto que son pruebas escritas[18].

Se recomienda hacer una valoración periódica, así como cuando se produzca algún cambio destacable que pueda implicar un cambio en el proceso de curación.

En cuanto a las intervenciones desaconsejadas en la prevención de las úlceras por presión, nos encontramos con las siguientes:
- Dar masajes en las zonas de riesgo, que normalmente están enrojecidas.
- Aplicar alcoholes sobre la piel para estimular la circulación.

- Usar flotadores para la zona sacra en pacientes con riesgo de padecer este tipo de úlceras.
- Sentar al paciente que tiene la herida en el sacro en un sillón convencional.
- Usar antisépticos como la povidona yodada o clorhexidina para limpiar el fondo de la úlcera, así como en úlceras que tengan signos de infección.
- Limpiar con la solución a presión sobre el lecho de la herida.
- Aplicar antibióticos en forma de pomada en úlceras con signos de infección[19-20].

Educación sanitaria

El personal de enfermería debe encargarse de la educación sanitaria, tanto de los pacientes como de la familia y/o cuidador/a principal. El objetivo de la educación para la salud es ofrecer los recursos y conocimientos básicos y adecuados a la población para que sean capaces de realizar unos cuidados de calidad y así conseguir una curación temprana.

Cuando un profesional de la salud da información sanitaria, lo debe hacer de forma comprensible, usando un lenguaje adaptado al nivel intelectual del receptor y dando la información de forma escalonada, evitando que queden dudas y detalles por tratar.

En el ámbito de la educación sanitaria, a los pacientes con úlceras por presión o en riesgo de padecerlas se les recomendará y se les ayudará a:

- Mejorar el nivel de salud adquiriendo un estilo de vida más saludable.
- Ayudar a aumentar el nivel de conocimientos sobre los cuidados básicos para la prevención y/o tratamiento de las úlceras por presión.
- Mejorar la participación en los cuidados.
- Aconsejar y explicar los recursos sanitarios a los que tiene acceso.
- Ofrecer información y conocimientos que les permitan desarrollar las habilidades específicas para los autocuidados.
- Enseñar a detectar signos y síntomas de posibles complicaciones[21].

Como hemos mencionado anteriormente, la familia es un elemento importante en el tratamiento y en el cuidado de los pacientes, siendo a menudo el pilar sobre el que se asientan los cuidados. Por ello, enfermería debe valorar sus capacidades personales, económicas, así como el entorno y la predisposición, el apoyo y la clase social para determinar el grado de información y la forma en que se puede ayudar. Una vez valorado tanto al paciente como a su entorno más cercano, el profesional de enfermería podrá determinar de forma adecuada el método que empleará para impartir la educación para la salud, que pueden ser mediante entrevistas, talleres, trípticos informativos, guías de cuidados, etc[21].

6 VALORACIÓN

El método más eficiente de afrontar el problema de las úlceras por presión en nuestros centros sanitarios es la prevención. Entre las estrategias incluidas en los programas preventivos está la evaluación del riesgo de aparición de UPP mediante escalas. Una escala de valoración del riesgo de desarrollar úlceras por presión (EVRUPP) es una herramienta que permite estimar la probabilidad que tiene un paciente de presentar UPP mediante una serie de parámetros considerados como factores de riesgo. Éstas son más eficaces que el simple juicio clínico aislado y conllevan la aplicación de intervenciones preventivas de forma más precoz[22].

Entre las EVRUPP con mayor capacidad predictiva están las escalas NORTON, BRADEN y EMINA[22-23]. La escala NORTON se puede usar tanto en el entorno hospitalario como en la comunidad, y tiene en cuenta cinco parámetros: estado mental, incontinencia, movilidad, actividad y estado físico del individuo[24] (Anexo 4). No obstante, la escala BRADEN (Anexo 3) y la EMINA (Anexo 4) solo son válidas para pacientes hospitalizados. La escala BRADEN valora seis factores: la percepción sensorial, la humedad de la piel, la actividad física, la movilidad, la calidad de la nutrición y la exposición a fricción y deslizamiento. Mientras, la escala EMINA valora el estado mental, la movilidad, la humedad, la nutrición y la actividad del paciente en esos momentos[25-26].

6.1 Descripción de la UPP

Una úlcera por presión es una lesión en la piel ocasionada por un proceso de isquemia, pudiendo extenderse desde la epidermis hasta el tejido óseo. Antes de iniciar el tratamiento de la herida deberemos realizar una valoración inicial para así poder monitorizar su evolución.

Aspectos a tener en cuenta:
- Descripción y localización de la lesión:
  * Extensión-tamaño
  * Profundidad
  * Coloración de los tejidos
- Estudio de la piel y los tejidos circundantes:
  * Color: pigmentada, pálida, cianosis, sonrosada
  * Textura: ruda, gruesa, fina
  * Turgencia: buena, mala
  * Temperatura: fría (<37°), caliente (>37°)
  * Humedad: seca, húmeda, normal
  * Edema: grado y localización[27]
- Dolor: localización e irradiación.
- Factores que contribuyen al desarrollo o destrucción de los tejidos, valorado por:
  * Trastornos sensoriales: disminución del nivel de conciencia, confusión, parestesias...
  * Inmovilidad
  * Irritantes químicos, incontinencia urinaria y/o fecal
  * Estado nutricional: delgadez, obesidad, deshidratación
  * Trastornos neurológicos, vasculares, endocrinos...
- Hábitos higiénicos inadecuados o insuficientes: utilización de jabones, hidratación de la piel, secado de pliegues,...
- Tratamientos como escayolas, férulas, tracciones, prótesis, sondas, etc.
- Estilo de vida[27].

Los tipos de tejido que podemos encontrar en el lecho de una UPP son:
- Necrótico: aspecto oscuro, negro o marrón que no se adhiere a los bordes de la herida.
- Esfacelo: tejido amarillo o blanco que se adhiere a los bordes de la herida en bandas de aspecto fibroso.
- Granulación: tejido rojo o rosáceo con una apariencia granular y brillante.
- Úlcera contaminada: úlcera con presencia de bacterias en su superficie. Se consideran que toda las ulceras crónicas están contaminadas.
- Úlcera colonizada: cuando en la superficie de la úlcera existen gérmenes contaminantes que están multiplicándose sin producir infección

- Úlcera infectada: cuando existe invasión y multiplicación de bacterias en los tejidos de la úlcera, ocasionando una lesión local y aparecen signos de inflamación: dolor, mal olor, exudado purulento[28].

En la literatura científica existen diferentes escalas para evaluar estos parámetros de forma sistemática, como el trabajo de Verhonick, la escala Sessing, la escala WHS (Wound Healing Scale), la escala Sussman (Sussman Wound Healing Tool), PSST (Pressure Sore Status Tool), PUSH (Pressure Ulcer Scale for Healing), la escala DESIGN y la escala CODED[29]. No obstante, según el Comité consultivo nacional norteamericano de UPP la escala de más fiabilidad es la escala PUSH (Anexo 5). Esta herramienta de monitorización de la evolución de las UPP considera las dimensiones, la cantidad de exudado y el tipo de tejido existente en la úlcera[30-31].

6.2 Cuidados específicos de las UPP

El tratamiento local de las úlceras por presión se lleva a cabo a través de los siguientes pasos:
- Limpieza de la herida: se deberá aplicar una presión de lavado con suero salino 0,9% que garantice el arrastre de restos orgánicos, inorgánicos y exudados cada vez que se cambie el apósito. De esta manera disminuimos el riesgo de infección, rehidratamos la superficie de la herida y facilitamos la inspección de la úlcera[31-32].

- Desbridamiento: el desbridamiento es clave para una buena evolución de aquellas heridas que contengan tejido necrótico, esfacelos o detritus celulares, ya que estos favorecen el desarrollo de gérmenes patógenos y retrasan el proceso de cicatrización. Según el tipo de tejido a desbridar y la situación clínica del paciente, se procederá a realizar un desbridamiento quirúrgico, enzimático / químico o autolítico. Además, tendremos que tener en cuenta la rapidez con la que queremos desbridar, la presencia de infección, la profundidad y localización de la úlcera, así como el dolor y posibles coagulopatías del paciente [31-32]. Tipos de desbridamiento:

    • Quirúrgico: se llevará a cabo el desbridamiento cortante parcial o total, para eliminar el tejido desvitalizado y llegar al tejido sano. Se valorará el uso de medidas analgésicas, hemostáticas y antisépticas antes y después de realizar esta técnica estéril[31-32].
    • Enzimático o químico: se aplicará enzimas tópicas

(colagenasa, estreptoquinasa) para conseguir reblandecer la escara necrótica. Además, para potenciar la acción de estas enzimas se aumentará el nivel de humedad de la úlcera y se protegerá la piel periulceral para evitar su maceración.
- Autolítico: se trata de realizar una cura húmeda para facilitar que los macrófagos, neutrófilos y enzimas orgánicas eliminen el material necrótico.

- Prevención y abordaje de la infección: se evitará el contacto de los desechos corporales con la úlcera, llevándose a cabo las medidas higiénicas y protectoras necesarias antes de cualquier manipulación de la UPP[33]. No se utilizarán antisépticos de forma sistemática en la limpieza de la lesión. Se identificará cualquier signo de infección, como inflamación, exudado purulento, calor, dolor, mal olor. Se tratarán en último lugar las zonas y lesiones más contaminadas, intensificando el proceso de limpieza y desbridamiento en presencia de infección. Se realizarán cultivos bacterianos si existen signos de infección o la evolución de la herida no es la esperada. Se usará antibióticos sistémicos en vez de tópicos en las UPP infectadas una vez identificado el germen patógeno. Se aconseja usar apósitos con plata o cadexómero iodado como opción a los antibióticos locales para la prevención de la infección. Se evitará el cierre en falso o la producción de abscesos en la lesión rellenando las cavidades o tunelizaciones.

- Apósito: se tendrán en cuenta diversos aspectos para la elección del apósito más adecuado, como son la clase de tejido, las características y cantidad de exudado, la localización de la lesión, la piel perilesional, el estado general del paciente, la relación coste-efectividad, etc. No obstante, se reconsiderará el tipo de apósito y se cambiará según el tipo de producto usado y las características de la UPP[32-33]. Aspectos a tener en cuenta:

    - Se recomienda el uso de apósitos y productos de cura en ambiente húmedo para una mejor curación y restauración de la integridad cutánea.
    - Los apósitos hidrocoloides están indicados para UPP limpias y en zonas del cuerpo donde no se enrolle.
    - Los apósitos de hidrogel se usarán en UPP no infectadas y con tejido de granulación.
    - En úlceras con un alto o moderado contenido de exudado se

utilizarán apósitos de alginato e hidrofibras.
- Se aconseja el uso de apósitos de silicona en lesiones frágiles o con la piel perilesional del mismo modo.
- En úlceras que están infectadas o colonizadas con alto riesgo de infección se usarán apósitos de plata.
- Cuando tengan mucho exudado o sean malolientes se considerará el uso de apósitos con carbón activo.

En caso de difícil cicatrización se recomienda el uso de apósitos con colágeno[32-33].

EDITOR: *Diego Molina Ruiz*

7 COMPLICACIONES

Entre las complicaciones primarias más frecuentes en pacientes con UPP, están: dolor, anemia e infección.

Las UPP pueden ser extremadamente dolorosas, especialmente durante su manipulación (curas, desbridamiento, cambios de posición, etc.). Por ello, una analgesia eficaz y el control de la fuente de dolor mejoran el estado general y facilita la movilidad y la cooperación en los cuidados.

La relación entre la intensidad del dolor y el tamaño o tipo de la lesión es altamente variable, no puede predecirse y es de difícil valoración. No deberá considerarse como ausencia de dolor el hecho de que el paciente no pueda expresarlo o reaccionar ante él por diversos motivos, como pueden ser trastornos de la conciencia o estados comatosos, entre otros.

El dolor de una UPP es el resultado de la combinación de 2 tipos de dolor: dolor nociceptivo, causado por el daño tisular, que es el estímulo de la respuesta dolorosa, y dolor neuropático, cuyo origen es el daño del tejido nervioso en la zona de la herida[34-35]. Los pacientes consideran el dolor asociado a estas heridas un síntoma muy penoso que empeora considerablemente su calidad de vida, ya que puede ser muy intenso y tener repercusiones tanto físicas como psicológicas.

Aliviar el dolor debe ser uno de los objetivos prioritarios planteados en el plan de cuidados de enfermería a pacientes con UPP, y para lograr su cumplimiento necesitaremos una valoración adecuada del dolor manifestado por el paciente mediante escalas de medición (Anexo 6), medidas farmacológicas y no farmacológicas y una continuidad en los cuidados por parte del equipo sanitario.

Los analgésicos podrán reducir la intensidad y la duración del dolor. Resulta, por tanto, fundamental que los pacientes reciban apoyo mediante una combinación de técnicas las que les ayuden a superar el dolor durante las curas y los cambios de apósito[36]. Se aplicará una capa de anestésico tópico sobre el lecho y las paredes de la lesión, se cubre con apósito y esperar el tiempo recomendado por anestésico (15-30 min) (Evidencia C), (EMLA®, morfina + hidrogel, gel de lidocaína al 2%) (Evidencia C). Se podrá acudir a la administración intravenosa de analgésicos según facultativo.

Entre las medidas no farmacológicas podemos citar:

- Evitar todo estímulo innecesario sobre la herida como puedan ser las corrientes de aire o el hecho de pinchar la herida o darle un golpe.
- Manipular las heridas con suavidad, siendo consciente de que cualquier mero contacto puede producir dolor.
- Elegir el apósito adecuado:

  • Que sea apropiado para el tipo de herida.
  • Que mantenga un medio húmedo a fin de poder reducir las fricciones en la superficie de la herida.
  • Que minimice el dolor y las agresiones durante su retirada.
  • Que pueda permanecer en su sitio durante largos períodos de tiempo, 24-48-o-72 horas, para reducir la necesidad de cambios frecuentes de apósito.
  • Reconsiderar su elección en caso de que esté creando problemas de dolor, hemorragia o agresiones en la herida o en la piel que hay alrededor de la misma.
  • La retirada del apósito se debe hacer mediante su humedecimiento[37].

La anemia será con frecuencia de origen multifactorial: hemorragia local en el desbridamiento, anemia debida a trastornos crónicos y derivada de extracciones múltiples.

En cuanto a la infección, dificulta la curación de la UPP y es una complicación habitual, que puede llegar a ser grave cuando produce osteomielitis, bacteriemia y celulitis. Se debe sospechar en toda UPP que llega a fascia profunda o en aquellas que no afectan a fascia pero que tiene signos clínicos de infección: inflamación, aumento del exudado, presencia de dolor o aumento de tamaño.

No debemos olvidar la vacunación antitetánica en UPP que alcanzan a fascia, por mayor sensibilidad o sobreinfección por Clostridium tetani. Asimismo, en pacientes con cardiopatías con riesgo de endocarditis, debe hacerse profilaxis, al realizar manipulaciones locales importantes, como biopsias, desbridamiento, etc.

Otras complicaciones sistémicas potenciales son: amiloidosis, endocarditis, formación de hueso heterotópico, infestación por parásitos, fistula uretro-perineal, pseudoaneurismas, artritis séptica, tractos fistulosos o absceso, carcinoma de células escamosas en la UPP y complicaciones derivadas del tratamiento tópico (toxicidad por yodo, pérdida de audición tras neomicina tópica y gentamicina sistémica).

Las complicaciones secundarias son fundamentalmente: pérdida de calidad de vida y aumento de la morbi-mortalidad derivada de una mayor estancia hospitalaria, retraso en la recuperación y rehabilitación, infecciones nosocomiales o iatrogenia.

8 CUIDADOS

La utilización de una Taxonomía Diagnóstica beneficia en todos los aspectos el desarrollo disciplinar, incrementa la responsabilidad profesional, proporciona una estructura para el estudio de casos e investigación, a la vez que facilita unos cuidados enfermeros óptimos[38]. Se detallan a continuación aquellos diagnósticos más relevantes relacionados con las úlceras por presión[38-39].

Diagnostico NANDA 00047: riesgo de deterioro de la integridad cutánea
   Factores de riesgo:
- Alteración de la circulación
- Alteración de la sensibilidad
- Factores inmunológicos
- Factores mecánicos (fuerza de cizallamiento, presión, etc.)
- Inmovilidad física
- Medicamentos

Resultados NOC
- 0204: consecuencias de la inmovilidad: fisiológicas
  - 020401: úlceras por presión
  - 020402: estreñimiento
  - 020405: hipoactividad intestinal
  - 020409: fiebre
- 1101: integridad tisular: piel y membranas mucosas
  - 110102: sensibilidad
  - 110111: perfusión tisular

Intervenciones NIC
- 0704: cuidados del paciente encamado
    - 0704005: cambiarlo de posición según lo indique el estado de la piel.
    - 0704006: colocar al paciente con una alineación corporal adecuada.
    - 0704007: colocar al paciente sobre una cama/colchón terapéutico adecuado.
    - 0704018: mantener la ropa de la cama limpia, seca y libre de arrugas.
- 3500: manejo de presiones
    - 35001: abstenerse de aplicar presión en la parte corporal afectada.
    - 350011: girar al paciente inmovilizado al menos cada dos horas, de acuerdo con el programa especifico
    - 350014: observar si hay zonas de enrojecimiento o solución de continuidad en la piel.

Diagnóstico NANDA 00004: Riesgo de infección
Factores de riesgo:
- Procedimientos invasivos.
- Destrucción tisular y aumento de la exposición ambiental.
- Conocimientos insuficientes para evitar la exposición a los agentes patógenos.
- Desnutrición.
- Alteración de las defensas primarias (rotura de piel, traumatismo de los tejidos).

Resultados NOC
- 0703: Estado infeccioso:
    - 070303 Supuración fétida
    - 070323 Colonización del cultivo de la herida

Intervenciones NIC
- 6550: Protección frente a las infecciones
- 3250: Cuidados de las úlceras por presión

Diagnostico NANDA 00046: Deterioro de la integridad cutánea
Características definitorias:
- Destrucción de las capas de la piel (dermis).

- Alteración de la superficie de la piel (epidermis).

Relacionado con:
- Inmovilidad física.
- Hipertermia, hipotermia.
- Humedad.
- Medicamentos.
- Alteración del estado metabólico, de la circulación.
- Déficit inmunológico.
- Prominencias óseas.
- Alteración estado nutricional.
- Factores mecánicos (fuerzas de cizalla, presión, sujeciones).

Resultados NOC
- **1103:** Curación de la herida por segunda intención
  - 110302 Epitelización.
  - 110318 Resolución del tamaño de una herida.

- **1101:** Integridad tisular: piel y membranas mucosas
  - 110110 Ausencia de lesión tisular.
  - 110113 Piel intacta.

Intervenciones NIC
- 3250: Cuidados de las úlceras por presión
- 3500: Manejo de presiones
- 3540: Prevención de las úlceras por presión

Diagnostico NANDA 00044: Deterioro de la integridad tisular
Relacionado con:
- Mecánicos (presión, cizalla, fricción…).
- Déficit o exceso nutricional.
- Agentes térmicos (extremos de temperatura).
- Déficit de conocimientos.
- Productos irritantes, químicos (incluyendo las secreciones y excreciones corporales y los medicamentos).
- Deterioro de la movilidad física.
- Alteración de la circulación.
- Déficit o exceso de líquidos.

Resultados NOC
- 1101: Integridad tisular: piel y membranas mucosas
  - 110110 Ausencia de lesión tisular.
  - 110113 Piel intacta.

- 1103: Curación de la herida por segunda intención
  - 110302 Epitelización.
  - 110318 Resolución del tamaño de una herida.

Intervenciones NIC
- 3250: Cuidados de las úlceras por presión
  - 3500 Manejo de presiones
  - 3540 Prevención de las úlceras por presión

Diagnóstico NANDA 00132: Dolor agudo
Relacionado con:
- Agentes lesivos (biológicos, químicos, físicos, psicológicos)

Manifestado por:
- Informe verbal o codificado (escala de dolor).
- Observación de evidencias.
- Alteración del tono muscular.
- Respuestas autónomas (diaforesis, cambio de presión arterial, respiración, pulso, dilatación pupilar).
- Conducta expresiva (agitación, gemidos, llanto, irritabilidad...).

Resultados NOC
- 2102: Nivel de dolor "Intensidad de dolor referido o manifestado"
  - 210201: Dolor referido.
  - 210206: Expresiones faciales de dolor.

Intervenciones NIC
- 1400: Manejo del dolor
- 2210: Administración de analgésicos

9 RESUMEN

La piel es el órgano más amplio y externo del cuerpo y, por ello, tiene anexo cumplir con una gran variedad de funciones. La estructura cutánea consta de tres capas superpuestas, que de fuera a dentro son: epidermis, dermis e hipodermis. La cicatrización de las heridas es un proceso fisiológico de alta complejidad que está orientado a recuperar la integridad del tejido dañado, permitiendo su regeneración y restaurando sus funciones. Pero este proceso depende de diversos factores, tanto intrínsecos como extrínsecos, los cuales son fácilmente alterables, por lo que resulta fundamental comprender el comportamiento de la piel ante una lesión y cuáles son los mecanismos que se alteran cuando se instaura una lesión crónica, como es el caso de las úlceras por presión.

Las ulceras por presión son lesiones de origen isquémico que afecta a la piel y los tejidos subyacentes, con pérdida de sustancia cutánea producida por la presión prolongada entre dos superficies duras. Suponen un problema de gran envergadura en el sistema sanitario actual, estando presente sobre todo en pacientes de edad avanzada con dificultad de movimiento y en pacientes que, por diversos motivos, pasan grandes periodos de tiempo encamados.

En España, las UPP constituyen todavía una complicación frecuente, tanto en pacientes hospitalizados como en aquellos que reciben cuidados domiciliarios o están institucionalizados en centros socio-sanitarios. Este hecho tiene un impacto negativo sobre la salud y la calidad de vida de los pacientes y sus familiares, afectando seriamente su autoestima y debilitando el bienestar sociofamiliar.

Aun partiendo de una abundante información sobre las úlceras por presión en la literatura científica, hoy día sigue siendo una de las lesiones más frecuentes y complicadas de tratar en el medio hospitalario, y sobre la cual se sigue investigando.

La actuación de enfermería es esencial en la prevención y tratamiento de las UPP, ya que la mayoría de las úlceras por presión son evitables aplicando los cuidados adecuados y realizando la valoración correcta y adecuada en el tiempo. El manejo adecuado de las úlceras por presión constituye un indicador de calidad asistencial.

El tratamiento y la recuperación de este tipo de lesiones es largo y costoso, por lo que la prevención constituye el primer eslabón y el más importante para hacer frente a este problema de salud.

10 BIBLIOGRAFÍA

1. Arenas, R. atlas Dermatología, diagnóstico y Tratamiento. D.F. México: Mc Graw Hill, 3º edición. 2005; pp 1-7.
2. Cordero, A. biología de la piel. Estructura t funciones. Buenos aires, Argentina, edit. Panamericana. 1997.
3. Iglesias Diez L, Guerra Tapia A, Ortiz Romero PL. Tratado de Dermatología. 2nd ed. Madrid: Mc Graw Hill; 2004.
4. Guarín corredor C, Quiroga Santamaría P, Landinez Parra NS. Proceso de cicatrización de heridas de piel, campos endógenos y su relación con las heridas crónicas. Rev. Fac. Med. 2013 Vol.61 No.4:441-448.
5. Fundació Dr. Jordi Mas. Ethicon Wound Closure Manual. Revisió realitzada en 2008. Disponible en:
   http://www.fundacion-dr-jordi-mas.org
6. Fernández Martínez. M, González Polo. A, Juárez Vela. R. prevalencia y factores de riesgo asociados a las UPP en pacientes institucionalizados en una residencia geriátrica. Trabajo fin de grado. Universidad san Jorge. Zaragoza. 2013.
7. Ramos Antonio, Ribeiro Ana S. F., Martín Almudena, Vázquez Margarita, Blanco Beatriz, Corrales José M. et al. Prevalencia de úlceras por presión en un centro sociosanitario de media-larga estancia. Gerokomos [Internet]. 2013 Mar [citado 2016 Mayo 27]; 24(1): 36-40. Disponible en:
   http://scielo.isciii.es/scielo.php?script=sci_arttext&pid=S1134-928X2013000100008&lng=es.http://dx.doi.org/10.4321/S1134-928X2013000100008.

8. Pancorbo hidalgo. PL, García Fernández. FP, Torra i bou. JE, Verdú soriano. J, Soldevilla Agreda. JJ. Epidemiología de las úlceras por Presión en España en 2013: 4º Estadio Nacional de Prevalencia. Gerokomos. 2014;25(4): 162-170.
9. Manuales FUDEN para la preparación del examen EIR. Enfermería medicoquirúrgica II: cuidados y procedimientos. 7ª edición. 2015.
10. Prado A, Andrades P, Benítez S. Úlceras por Presión. In: Cirugía Plástica Esencial. Andrades P, Sepúlveda S (Eds). Universidad de Chile, Santiago, 2005, Cap.7, pp 111-126.
11. National Pressure Ulcer Advisory Panel, European Pressure Ulcer Advisory Panel and Pan Pacific Pressure Injury Alliance. Prevention and Treatment of Pressure Ulcer: Clinical Practice Guideline. Emily Haesler (Ed.) Cambridge Media. Perth, Australia; 2014.
12. Verdú Soriano J. Epidemiología, Prevención y Tratamiento de las Úlceras por Presión. Tesis doctoral. Alicante. Universidad de Alicante; 2005.
13. García Fernández, FP; Soldevilla-Ágreda, JJ; Pancorbo-Hidalgo, PL; Verdú Soriano J; López-Casanova, P; Rodríguez Palma M. Clasificación-categorización de las lesiones relacionadas con la dependencia. Serie Documentos Técnicos GNEAUPP nºII. Grupo Nacional para el Estudio y Asesoramiento en Úlceras por Presión y Heridas Crónicas. Logroño. 2014.
14. Hernández Vidal, PA; Fernández Marín, C; Clement Imbernón, J; Moñinos Giner, MR; Pérez Baldo, A. Úlceras por presión y heridas crónicas. Valencia, 2008.
15. Blasco Gil S. Guía clínica para la prevención y el tratamiento de las úlceras por presión. Aragón, 2007.
16. Andrades DP, Sepúlveda S, González YEUJ. Curación avanzada de heridas. Rev Chil Cirugía. 2004.
17. Pancorbo-Hidalgo, PL; García-Fernández, FP; Soldevilla-Ágreda, JJ; Blaco García, C. Escalas e instrumentos de valoración del riesgo de desarrollar úlceras por presión. Serie Documentos Técnicos GNEUPP nºXI. Grupo Nacional para el Estudio y Asesoramiento en Úlceras por Presión y Heridas Crónicas. Logroño. 2009.
18. Papanikolaou P, Lyne P, Anthony D. Risk assessment scales for pressure ulcers: a methodological review. Int J Nurs Stud 2007; 44 (2): 285-96.
19. Grupo Nacional para el Estudio y Asesoramiento en Úlceras por Presión Y Heridas Crónicas (GNEAUPP). Directrices Generales sobre Prevención de las Úlceras por Presión. Logroño: GNEAUPP, 2003.
20. Grupo Nacional para el Estudio y Asesoramiento en Úlceras por

Presión Y Heridas Crónicas (GNEAUPP). Tratamiento de las úlceras por presión. Logroño: GNEAUPP, 2003.
21. Ávila C, Bonias J, García L, García V, Herráiz A, Jaen Y. Guía de Práctica Clínica de Enfermería: Prevención y tratamiento úlceras por presión y otras heridas crónicas. Trainmed.com. 2008.
22. Pancorbo-Hidalgo, PL; García-Fernández, FP; Soldevilla-Ágreda, JJ; Blasco García, C. Escalas e instrumentos de valoración del riesgo de desarrollar úlceras por presión por Presión. Serie Documentos Técnicos GNEAUPP n° 11. Grupo Nacional para el Estudio y Asesoramiento en Úlceras por Presión y Heridas Crónicas. Logroño. 2009. Disponible en: http://gneaupp.info/wp-content/uploads/2014/12/19_pdf.pdf
23. Pancorbo-Hidalgo, PL; García-Fernández, FP; Soldevilla-Ágreda, JJ; Martínez-Cuervo, F. Valoración del riesgo de desarrollar úlceras por presión: uso clínico en Espala y metaanálisis de la efectividad de las escalas. Gerokomos. 2008; 19 (2). Disponible en: http://scielo.isciii.es/scielo.php?script=sci_arttext&pid=S1134-928X2008000200005
24. Página web del Servicio Andaluz de Salud. Consejería de Salud. Escala de riesgo de UPP- NORTON. Disponible en: http://www.juntadeandalucia.es/servicioandaluzdesalud/contenidos/gestioncalidad/CuestEnf/PT2_RiesgoUPP_NORTON.pdf
25. Página web del Servicio Andaluz de Salud. Consejería de Salud. Escala del riesgo de UPP- BRADEN. Disponible en: http://www.hvn.es/enfermeria/ficheros/braden.pdf
26. Página web del Servicio Andaluz de Salud. Consejería de Salud. Escala de riesgo de UPP-EMINA. Disponible en: http://www.hvn.es/enfermeria/ficheros/emina.pdf
27. Guía de cuidados enfermeros. Ulceras por presión. INSALUD. Ministerio de sanidad y consumo. Instituto nacional de salud. Madrid. 1996.
28. Yesimantovska, O. Plan de actuación de enfermería sobre úlceras por presión. Utilización en nuestro medio de la escala EMINA. Universidad pública de Navarra. Junio 2014.
29. Restrepo-Medrano J; Verdú J. Medida de la cicatrización en úlceras por presión. ¿Con qué contamos? Gerokomos. 2001. 22 (1). Disponible en: http://scielo.isciii.es/scielo.php?script=sci_arttext&pid=S1134-928X2011000100006
30. Nieto- Carrillero R; Carrillero López C; Guija Rubio R, Serrano-Navalón M; Alarcón-Zamora J; Agustín F; García Morote T. Protocolo de Úlceras por presión en UCI del Complejo Hospitalario

Universitario de Albacete. 2012. Disponible en: http://www.chospab.es/publicaciones/protocolosEnfermeria/documentos/8f171815f3aecb1f146a05178f7f3f78.pdf
31. Serie Documentos Técnicos GNEAUPP nº 7. Grupo Nacional para el Estudio y Asesoramiento en Úlceras por Presión y Heridas Crónicas. Logroño. Disponible en:http://gneaupp-1fb3.kxcdn.com/wp-content/uploads/2014/12/instrumento-para-la-monitorizacion-de-la-evolucion-de-una-ulcera-por-presion.pdf
32. Blanco-Zapata, RM; López- García E; Quesada-Ramos C; García-Rodríguez MR. Guía de recomendaciones basadas en la evidencia en prevención y tratamiento de las úlceras por presión en adultos. 2015.
33. Dirección Enfermera. Hospital Universitario Ramón y Cajal. Protocolos de Cuidados. Úlceras por Presión. 2005.
34. Wilson AB. Quality of life and leg ulceration from the patient's perspective. Br J Nurs. 2004;13:17–20.
35. Gago M, Gracia RF. Cuidados de la piel perilesional. Madrid: Fundación 3M; 2007.
36. Heridas crónicas y úlceras por presión: guía de prevención y tratamiento. Gerencia de atención primaria Albacete 2006.
37. Fernandez R. Griffiths R. Ussia C. Effectiveness of solutions, techniques and pressure inwound cleansing. A Systematic Review. Int J EB Healthcare. 2004; 2(7): 231-270.
38. Alós-Moner Vila M., Añón Vera JL., Aragón Sánchez FJ., Arboix i Perejano M., Balleste Torralba J., Blanco Blanco J. et al. Atención integral de las heridas crónicas. Madrid 2004.
39. Prevención de Ulceras por Presión: NPUAP (www.npuap.org). La Guía de Referencia Rápida EPUAP (www.epuap.org).

11 ANEXOS

EDITOR: *Diego Molina Ruiz*

ANEXO 1: Escala MNA (Mini Nutritional Assessment)

1. Índice de masa corporal:
a) IMC < 19 = 0 puntos
b) IMC 19 a < 21 = 1 punto
c) IMC 21 a < 23 = 2 puntos
d) IMC > 23 = 3 puntos
2. Circunferencia antebrazo (cm) (CA):
a) CA < 21 = 0 puntos
b) CA 21 a 23 = 0,5 puntos
c) CA > 22 = 3 puntos
3. Circunferencia de la pantorrilla (cm) (CP):
a) CP < 31 = 0 puntos
b) CP > 31 = 1 punto
4. Pérdida de peso durante los últimos 3 meses:
a) Pérdida de peso mayor de 3 kg = 0 puntos
b) No sabe = 1 punto
c) Pérdida de peso entre 1 y 3 kg = 2 puntos
d) Sin pérdida de peso = 3 puntos
Valoración global
5. Vive independiente (no en residencia u hospital):
a) No = 0 puntos
b) Sí = 1 punto
6. Toma más de tres medicamentos al día:
a) Sí = 0 puntos
b) No = 1 punto
7. Ha sufrido un estrés psicológico o una enfermedad:
a) Sí = 0 puntos
b) No =1 punto

8. Movilidad:
a) Tiene que estar en la cama o en una silla = 0 puntos
b) Capaz de levantarse de la cama o silla pero no de salir = 1 punto
c) Puede salir = 2 puntos
9. Problemas neuropsicológicos:
a) Demencia o depresión grave = 0 puntos
b) Demencia leve = 1 punto
c) Sin problemas psicológicos = 2 puntos
10. Úlceras en la piel o por presión:
a) Sí = 0 puntos
b) No = 1 punto
11. ¿Cuántas comidas completas toma el paciente al día?:

a) 1 comida = 0 puntos
b) 2 comidas = 1 punto
c) 3 comidas = 3 puntos
12. Indicadores seleccionados de la ingesta de proteínas:
¿Al menos un servicio de productos lácteos (leche, queso, yogur) al día?
Sí No
¿Dos o más servicios de legumbres o huevos a la semana?
Sí No
¿Carne, pescado o pollo cada día?
Sí 0 o 1 si = 0 puntos
Sí 2 sí = 0,5 puntos
Sí 3 sí = 1 punto
13. ¿Consume dos o más derivados de frutas o verduras al día?:
a) No = 0 puntos
b) Sí = 1 punto
14. ¿Ha reducido el consumo alimenticio durante los últimos 3 meses debido a la falta de apetito, problemas digestivos o dificultades al masticar o tragar?:
a) Gran falta de apetito = 0 puntos
b) Falta de apetito moderada = 1 punto
c) Sin falta de apetito = 2 puntos
15. ¿Cuánto líquido (agua, zumo, café, té, leche...) consume diariamente? (1 taza = 1/4 de litro):
a) Menos de 3 tazas = 0 puntos
b) De 3 a 5 tazas = 0,5 puntos
c) Más de 5 tazas = 1 punto
16. Manera de alimentarse:
a) Incapaz de comer sin ayuda = 0 puntos
b) Se autoalimenta con dificultad = 1 punto
c) Se autoalimenta sin ningún problema = 2 puntos
17. ¿Creen que tiene problemas nutricionales?:
a) Desnutrición importante = 0 puntos
b) No sabe o desnutrición moderada = 1 punto
c) Sin problemas nutricionales = 2 puntos
18. Comparándose con gente de su misma edad, ¿cómo consideran su estado de salud?:
a) No tan bueno = 0 puntos
b) No sabe = 0,5 puntos
c) Igual de bueno = 1 punto
d) Mejor = 2 puntos

Valoración:
- > 24 puntos Bien nutrido

- de 17 a 23,5 puntos a riesgo de desnutrición
- < 17 puntos desnutrido

Fuente: Guigoz Y Vellas B, Garry PJ. Mini Nutritional Assesment: a practical assesment tool for grading the nutricional state of elderly patienst. Facts Res Gerontol. 1994; 12 (supl 2): 15-19.

EDITOR: *Diego Molina Ruiz*

ANEXO 2: Escala de valoración de riesgo de UPP de Norton

Puntos de corte: puntuación ≤ 16 riesgo moderado de UPP y ≤ 12 riesgo alto. Definición de términos: no tiene definición operativa de términos.

Puntos	1	2	3	4
Estado físico	Muy malo	Pobre	Mediano	Bueno
Incontinencia	Urinaria y fecal	Urinaria o fecal	Ocasional	Ninguna
Estado mental	Estuporoso y/o comatoso	Confuso	Apático	Alerta
Actividad	Encamado	Sentado	Camina con ayuda	Ambulante
Movilidad	Inmóvil	Muy limitada	Disminuida	Total

Fuente: Test de valoración del riesgo de UPP-NORTON. Consejería de Salud. Servicio Andaluz de Salud.

EDITOR: *Diego Molina Ruiz*

Anexo 3: Escala de Braden

Puntos de corte: puntuación ≤ 16 riesgo bajo, ≤ 14 riesgo moderado y ≤ 12 riesgo alto.

Puntos	1	2	3	4
Percepción sensorial	Completamente limitada	Muy limitada	Levemente limitada	No alterada
Humedad	Constantemente húmeda	Muy húmeda	Ocasionalmente húmeda	Raramente húmeda
Actividad	En cama	En silla	Camina ocasionalmente	Camina con frecuencia
Movilidad	Completamente inmóvil	Muy limitada	Ligeramente limitada	Sin limitaciones
Nutrición	Muy pobre	Probablemente inadecuada	Adecuada	Excelente
Fricción y deslizamiento	Es un problema	Es un problema potencial	Sin problema aparente	

Fuente: Test de valoración del riesgo de UPP- BRADEN. Consejería de Salud. Servicio Andaluz de Salud.

EDITOR: *Diego Molina Ruiz*

Anexo 4: Escala EMINA

Puntos de corte: puntuación ≥ 1 riesgo bajo, ≥ 4 riesgo moderado (≥ 5 para hospitales media estancia) y ≥ 8 riesgo alto.

ESCALA EMINA				
Estado mental	Humedad/incontinencia	Movilidad	Nutrición	Actividad
0 puntos. Orientado	0 Puntos. No presenta incontinencia ni está sometido a humedad.	0 Puntos. Movilidad Completa	O Puntos. Correcta	0 Puntos. Deambula
1 Punto Desorientado	1 Punto. Incontinencias Urinaria o fecal ocasional	1 Punto. Limitación ligera	1 Punto. Incompleta ocasional	1 Punto. Deambula con ayuda ocasional
2 Puntos. Letárgico	2 Puntos. Incontinencia Urinaria o fecal habitual	2 Puntos. Limitación importante	2 Puntos. Incompleta	2 Puntos. Siempre precisa ayuda
3 Puntos. Paciente en coma	3 Puntos. Incontinencia Urinaria y fecal total.	3 Puntos. Inmóvil	3 Puntos. No ingesta > 72h	3 Puntos. No deambula

Fuente: Test de valoración del riesgo de UPP- EMINA. Consejería de Salud. Servicio Andaluz de Salud.

EDITOR: *Diego Molina Ruiz*

ANEXO 5: escala de PUSH para la evolución de las UPP

							Día
Longitud x anchura	0 0cm^2 6 3.1-4cm^2	1 <0.3cm^2 7 4.1-8cm^2	2 0.3-0.6cm^2 8 8.1-12cm^2	3 0.7-1cm^2 9 12.1-24cm^2	4 1.1-2cm^2 10>24cm^2	5 2.1-3cm^2 subtotal	Valor
Cantidad de exudado	0 Ninguno	1 Ligero	2 Moderado	3 Abundante		Subtotal	
Tipo de tejido	0 Cerrado	1 Tejido epitelial	2 Tejido de granulación	3 Esfacelos	4 Tejido necrótico	Subtotal	
						Puntuación total	

Fuente: Escala Pressure Ulcer Scale for Healing. Documento VII-GNEAUPP. Instrumento para la monitorización de la evolución de una úlcera por presión.

EDITOR: *Diego Molina Ruiz*

ANEXO 6: Escalas de valoración del dolor

Escala visual analógica (EVA)

0 ——————————————————— 10

Sin dolor   **Dolor insoportable**

El paciente señala en una línea cual es la intensidad del dolor que padece

Escala verbal numérica (EVN)

0 1 2 3 4 5 6 7 8 9 10

No dolor   Peor dolor imaginable

El paciente expresa su percepción del dolor mediante un valor numérico.

Escala verbal simple

No dolor   Dolor leve   Dolor moderado   Dolor intenso

El paciente elige el adjetivo que mejor describe su dolor

Fuente: Del Arco J. Tema 1: Fisiopatología, clasificación y tratamiento farmacológico. Elseiver. 2015; 29 (1): 36-43

EDITOR: *Diego Molina Ruiz*

SOBRE EL EDITOR

DIEGO MOLINA RUIZ, Puertollano (Ciudad Real), 15 de Febrero de 1959.

Formación académica

Licenciado en Enfermería. Universidad Hogeschool Zeeland (Holanda) 2002. Especialista en Enfermería Médico-Quirúrgica. Master en Ciencias de la Enfermería. Universidad de Huelva. Diploma de Estudios Avanzados en Medicina Preventiva y Salud Pública, Universidad de Huelva.

Lugar de trabajo

Enfermero Comunitario UGC Gibraleón del Distrito Sanitario Huelva Costa Condado Campiña.

Profesor asociado Departamento de Enfermería, Universidad de Huelva.

Experiencia previa

Autor y Editor de editorial especializada CC SS. Enfo Ediciones, FUDEN, Madrid.

Como docente ha impartido los Módulos 6 sobre Técnicas de Resonancia Magnética y 7 sobre Técnicas de asistencia en Exploraciones Ecográficas del Curso de Formación Profesional Ocupacional "Técnico en Radiodiagnóstico" con Expediente 98/2005/J/221 y Nº 21 – 15, de la Consejería de Empleo de la Junta de Andalucía, con un total de 250 horas docentes.

Desde 2006 desarrolla labor docente como profesor asociado en la Universidad de Huelva.

Experiencia investigadora

- **Líneas de investigación:** Salud Laboral, Atención Primaria, Preanalítica, Salud Mental.

- **Participación en proyectos de investigación**
  - Investigador colaborador en el proyecto FIS 12/ 1099.
  - En la actualidad participa en un proyecto de investigación en salud FIS.
- **Participación en proyectos editoriales**

    Más de 40 artículos publicados en revistas de enfermería y biomédicas, nacionales e internacionales. Más de 65 capítulos de libros y 36 libros como autor y coordinador.

Otros méritos

Miembro del Comité de Ética Asistencial de Huelva.

SOBRE LOS AUTORES

MARIA MERCEDES MURILLO VAZQUEZ, Huelva, 11 de Agosto de 1985.

Formación académica
Graduada en enfermería. Universidad de Huelva (2009-2013).

Lugar de trabajo
Enfermera de hospitalización en Hospital de la Defensa de Zaragoza.

Experiencia previa
Desde 2014 desempeña el rol de enfermera en distintos hospitales de Zaragoza, pertenecientes al Servicio Aragonés de Salud.

Publicaciones
- Autora de la publicación *"Lactancia materna, el mejor comienzo para la vida"*. (Libro impreso). Editado por Molina Moreno Editores. ISBN-10: 1533157863. Primera edición 6 mayo de 2016.
- Coautora del libro 9 H *Cuidados de Traqueostomías*, de la colección *Notas sobre el cuidado de Heridas*. (Libro impreso) Editado por Molina Moreno Editores. Con ISBN-10: 1535312750, en primera edición de 15 de Julio de 2016.

ÓSCAR CABRERA JIMÉNEZ, Bollullos del Condado (Huelva), 26 de Enero de 1991.

Formación académica
Graduado en Enfermería. Universidad de Huelva (España) 2013.
Master en farmacoterapia para Enfermería. Universidad de Valencia.
Diploma dietética y dietoterapia para Enfermería y Podología. Universidad de Valencia.

Lugar de trabajo
Residencia de mayores "San Antonio Abad". Trigueros.

Experiencia previa
Trabajo en residencia de mayores Nuestro Padre Jesús y posteriormente en el sitio actual, Residencia de Mayores "San Antonio Abad".
Nueva experiencia en la redacción y publicación de libros.

EDITOR: *Diego Molina Ruiz*

TÍTULOS DE LA COLECCIÓN
Notas sobre el cuidado de heridas (15 Libros)
Libro 1: **HERIDAS AGUDAS.** Notas sobre el cuidado de heridas. Vol. 1
Libro 2: **QUEMADURAS.** Notas sobre el cuidado de heridas. Vol. 2
Libro 3: **HERIDAS TRAUMÁTICAS.** Notas sobre el cuidado de heridas. Vol. 3
Libro 4: **HERIDAS QUIRURGICAS.** Notas sobre el cuidado de heridas. Vol. 4
Libro 5: **HERIDAS CRONICAS.** Notas sobre el cuidado de heridas. Vol. 5
Libro 6: **HERIDAS INFECTADAS.** Notas sobre el cuidado de heridas. Vol. 6
Libro 7: **LESIONES CUTÁNEAS.** Notas sobre el cuidado de heridas. Vol. 7
Libro 8: **CUIDADO OSTOMIZADOS.** Notas sobre el cuidado de heridas. Vol. 8
Libro 9: **CUIDADO TRAQUEOSTOMÍAS.** Notas sobre el cuidado de heridas. Vol. 9
Libro 10: **DERIVACIONES CUTÁNEAS.** Notas sobre el cuidado de heridas. Vol. 10
Libro 11: **ÚLCERAS POR PRESIÓN.** Notas sobre el cuidado de heridas. Vol. 11
Libro 12: **PIE DIABÉTICO.** Notas sobre el cuidado de heridas. Vol. 12
Libro 13: **ÚLCERAS VASCULARES.** Notas sobre el cuidado de heridas. Vol. 13
Libro 14: **ÚLCERAS EXTRIMIDAD INFERIOR.** Notas sobre el cuidado de heridas. Vol. 14
Libro 15: **COMPENDIO DE HERIDAS.** Notas sobre el cuidado de heridas. Vol. 15

EDITOR: *Diego Molina Ruiz*

Nota del Editor:

Para poder atender cualquier consulta relacionada con el presente libro o bien con la colección a la que pertenece, quedo en todo momento a disposición de todos los lectores en la siguiente dirección de correo electrónico:

molina.moreno.editores@gmail.com

Edición impresa en papel y ebook disponible en:

www.amazon.com y www.amazon.es

EDITOR: *Diego Molina Ruiz*

Copyright © 2016 Diego Molina Ruiz

Edita: Molina Moreno Editores molina.moreno.editores@gmail.com

Diseño de portada: Diego Molina Ruiz

Título del Libro: Úlceras por Presión

Libro número 11

Serie: Notas sobre el cuidado de Heridas

Primera edición: 08/08/2016

Tapa blanda, número de páginas: 78

Autoría:

Autora: María Mercedes Murillo Vázquez

Autor: Óscar Cabrera Jiménez

Diego Molina Ruiz Ed.

All rights reserved / Todos los derechos reservados

ISBN-10: 1536978639
ISBN-13: 978-1536978636

Edición impresa en papel y ebook disponible en:
www.amazon.com y www.amazon.es

Todos los derechos reservados. Este libro o cualquiera de sus partes no podrán ser reproducidos ni archivados en sistemas recuperables, ni transmitidos en ninguna forma o por ningún medio, ya sean mecánicos o electrónicos, fotocopiadoras, grabaciones o cualquier otro sin el permiso previo de los titulares del Copyright. Las imágenes han sido cedidas por los autores y se prohíbe la reproducción total o parcial de las mismas.

www.ingramcontent.com/pod-product-compliance
Lightning Source LLC
Chambersburg PA
CBHW060412190526
45169CB00002B/874